AF299784

DE LA
CATARACTE PYRAMIDALE

PAR

M. E. KŒBERLÉ,

AGRÉGÉ, CHEF DES TRAVAUX ANATOMIQUES A LA FACULTÉ DE MÉDECINE
DE STRASBOURG.

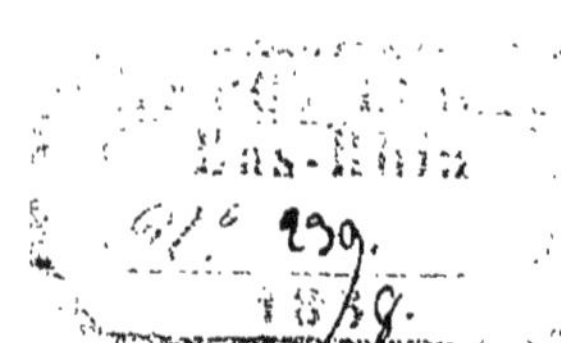

STRASBOURG,

IMPRIMERIE DE G. SILBERMANN, PLACE SAINT-THOMAS, 5.

1858.

DE LA

CATARACTE PYRAMIDALE.

La *cataracte pyramidale* (BEER), ou végétante (SICHEL),
est, sans contredit, de toutes les variétés de cataracte [1],
la plus curieuse et la plus intéressante. Elle est caractéri-
sée par la présence d'une saillie opaque plus ou moins
prononcée, située dans l'ouverture de la pupille et conti-

[1] Le mot *cataracte* (κατα, contre, et ἀράσσειν, briser) est un
nom générique qui sert à désigner les formes très-diverses d'une
affection de l'appareil cristallinien qui consiste en une opacité
variable du cristallin (*cataracte lenticulaire*) ou de sa capsule
(*cataracte capsulaire*). Cette opacité résulte, soit d'un dépôt de
matière étrangère à la surface de la capsule ou de l'épaisseur du
cristallin, soit d'une transformation pathologique du cristallin
ou de sa capsule.

Le dépôt de matière étrangère et la transformation pathologique peuvent avoir lieu aussi bien pendant la vie intra-utérine
qu'après la naissance. On a, par conséquent, fait une distinction
entre la *cataracte congéniale*, ou antérieure à la naissance, et
la *cataracte acquise*, ou contractée après la naissance; mais
ces distinctions n'offrent aucun intérêt pratique, et ne peuvent
pas être établies le plus souvent d'une manière certaine; les
symptômes de l'affection ne diffèrent pas sensiblement dans les
deux cas, surtout lorsque la cataracte date d'une époque rapprochée de la naissance.

On a aussi établi des *variétés* très-nombreuses de cataracte
suivant l'étiologie, la forme, la couleur, la configuration, la na-
ture présumée, le siége, etc., de l'opacité. Ces descriptions mul-
tipliées avec une profusion généralement stérile encombrent autant les traités de maladies des yeux qu'elles fatiguent l'esprit
des lecteurs.

nue avec la membrane capsulaire. La saillie peut proéminer simplement dans la chambre antérieure, ou offrir en même temps des adhérences avec la cornée. L'opacité n'affecte, en général, que la partie antérieure de la capsule, mais le cristallin peut lui-même être opaque à une profondeur variable. Elle est congénitale ou acquise.

Les diverses *formes* de la cataracte pyramidale peuvent être rapportées à l'une des divisions suivantes :

1° Cataracte capsulaire simple antérieure partielle ou centrale ;

2° Cataracte capsulaire compliquée de cataracte lenticulaire partielle des couches les plus antérieures ou plus ou moins profondes et latérales du cristallin ;

3° Cataracte capsulaire compliquée de diverses affections de l'iris, de la cornée, du cristallin, du globe oculaire, etc.

La *cataracte pyramidale congéniale* a été rattachée par les auteurs, soit à un arrêt de développement de l'appareil cristallinien, soit à un processus inflammatoire pendant la vie intra-utérine.

Quelques détails sur l'évolution embryonnaire de l'œil sont nécessaires pour l'intelligence de l'étiologie présumée par arrêt de développement.

Les deux globes oculaires dérivent d'une dilatation ampullaire du deuxième segment du premier renflement cérébral (cellule cérébrale antérieure). Suivant HUSCHKE, ils proviendraient primitivement d'une vésicule oculaire simple qui se diviserait plus tard sur la ligne médiane pour former les deux vésicules oculaires de l'embryon[1]. L'état

---

[1] Cette manière de voir rend compte du coloboma de l'iris et

indivis des vésicules oculaires doit être très-transitoire ; il est très-difficile à constater, parce que l'embryon ne peut être observé que par sa face dorsale qui masque partiellement par son opacité sa face ventrale. Les vésicules oculaires ne sont bien accessibles à l'observation qu'au moment où elles font saillie sur les côtés latéraux du segment céphalique de l'embryon : elles s'écartent progressivement en se portant de plus en plus en dehors et en arrière.

D'autre part, suivant BÆR, RATHKE, V. AMMON, BISCHOFF, les yeux proviendraient de deux prolongements creux en forme d'excroissances ampullaires, qui se formeraient directement des deux côtés de la cellule cérébrale antérieure.

La description de HUSCHKE me paraît la plus exacte ; elle fournit les éléments d'une interprétation très-naturelle des manifestations tératologiques.

Du deuxième au troisième jour d'incubation chez l'embryon du poulet, les vésicules oculaires sont déjà apparentes sous forme de deux saillies dévéloppées sur les côtés antéro-latéraux du deuxième segment de la première cellule cérébrale. Elles sont d'abord séparées par une légère dépression, puis elles deviennent de plus en plus

---

de la choroïde, qui n'est pas très-rare, du coloboma de la rétine, dont un cas a été décrit par V. AMMON, et du coloboma du corps vitré, dont un cas a été décrit par ARNOLD. Ces affections, qui se rapportent à un arrêt de développement, se retrouvent dans un état transitoire de l'œil chez l'embryon. En effet, la choroïde des vertébrés présente à son côté inférieur et interne une ligne incolore qui disparaît chez l'embryon humain vers la septième semaine. Cette ligne incolore s'explique naturellement en faisant dériver avec HUSCHKE les deux vésicules oculaires d'un terrain commun, comme étant la trace de la séparation des deux yeux sur la ligne médiane ; tandis qu'en regardant les deux yeux comme s'étant développés isolément dans le principe, on est obligé de recourir à l'hypothèse d'un revêtement incomplet de l'œil par le nerf optique et par la choroïde, ou d'un simple amincissement de ces organes, ainsi que le suppose BÆR.

latérales et ampullacées. Elles ne sont d'abord recouvertes que par une mince couche de cellules embryonnaires. Cette couche de cellules ne tarde pas, suivant HUSCHKE, à s'épaissir, puis à se déprimer, à se creuser, à s'excaver en se repliant vers l'intérieur de la vésicule oculaire ; au fur et à mesure que l'excavation devient plus profonde, ses bords se resserrent jusqu'au point de ne plus laisser qu'une ouverture linéaire. La couche de cellule qui a été ainsi repliée se présente alors sous la forme d'une poche sphérique offrant un prolongement conoïde vers la cornée. La partie centrale de cette poche, qui est constituée par les mêmes cellules embryonnaires que le tégument cutané dont elle dérive, en raison de l'évolution indiquée ci-dessus, représente la capsule cristallinienne. Les cellules les plus internes de cette capsule, qui est primitivement très-petite, se développent plus tard sous forme de fibres du cristallin.

Le prolongement infundibuliforme de la capsule vers la cornée ne tarde pas à s'oblitérer, puis à se rompre. La capsule est dès lors indépendante de la cornée transparente. La cavité de l'humeur aqueuse se forme consécutivement et se remplit de liquide.

On a cherché à expliquer la cataracte pyramidale congénitale par la persistance complète ou partielle de l'infundibulum cornéo-cristallinien, ou par une sorte de hernie de la substance du cristallin dans l'ombilic de la capsule.

La persistance du canal cornéo-cristallinien doit être excessivement rare, car je n'ai pu trouver dans les auteurs, parmi les cas présumés congénitaux, un seul exemple qui m'ait paru pouvoir être rattaché positivement à un arrêt de développement. RUETE (*Lehrb. der Oph-*

thalm.), par une méprise étrange, base sa description sur les fig. 19 et 20 de la pl. XIV, IIIe partie des *Klin. Darst.*, de v. AMMON; ces figures représentent deux formes de *distoma oculi*, et n'ont, par conséquent, aucunement trait à un arrêt de développement de l'appareil cristallinien[1].

L'hypothèse d'une hernie du cristallin dans l'ombilic central de la capsule, ou à travers un éraillement de cette dernière, est très-plausible en théorie, mais elle ne me paraît pas avoir été démontrée. On se demande aussi, pourquoi un dépôt opaque se ferait soit sur la capsule, soit dans le cul-de-sac cristallinien. Et puis, il n'existe pas d'observation authentique de cataracte pyramidale congéniale où l'on a pu séparer la capsule de la saillie supposée du cristallin opacifié. Dans les cas figurés et décrits, l'opacité était complétement indépendante du cristallin resté transparent, et faisait corps avec la capsule, ou pouvait être détachée partiellement de la surface externe de la capsule, ou bien l'opacité capsulaire était plus ou moins adhérente avec les couches contiguës du cristallin lui-même opacifié plus ou moins profondément.

Dans l'hypothèse d'une opacité primitive de la portion du cristallin herniée dans l'ombilic de la capsule, on a

---

[1] V. AMMON (*Klin. Darst.*) rattache, d'après HUSCHKE et SPERBER, la tendance à l'épaississement et à l'opacification de la partie antérieure de la capsule du cristallin aux circonstances de son évolution : v. AMMON pense que si la capsule n'est pas restée ouverte à sa partie centrale, elle est du moins restée très-amincie en ce point, qu'elle a pu se laisser refouler dans ces conditions par le cristallin à travers le champ de la pupille sous forme d'une saillie, que la substance du cristallin s'est opacifiée dans cette saillie pyramidale, qu'un dépôt opaque s'est fait sur la capsule, et que cette dernière a contracté des adhérences avec la partie opaque du cristallin (synéchie de la capsule et du cristallin).

cru pouvoir expliquer cette opacité du cristallin , de même que les cataractes lenticulaires centrales congénitales, par un opacissement primitif qui , selon v. WALTHEB (*Gebiete der pract. Med.* Landshut 1840), s'éclaircirait peu à peu ; mais ZINN, HALLER, VALENTIN, SEILER, v. AMMON, etc., ont constaté que le cristallin est transparent dès l'origine. Dans des cas où le cristallin était resté rudimentaire, ainsi que je l'ai observé sur plusieurs monstres, sa transparence était toujours conservée, à moins qu'il n'eût été altéré accidentellement[1].

On est naturellement amené à conclure de ce qui précède que la cataracte pyramidale congéniale par arrêt de développement ne doit être acceptée que sous bénéfice d'inventaire, et qu'autant que l'on pourra constater l'existence d'un cul-de-sac capsulaire transparent, séparé nettement de la surface antérieure du cristallin[2]. La cataracte capsulaire plus ou moins pyramidale et congénitale, telle qu'elle se présente ordinairement, me paraît consécutive à une affection de l'œil durant la vie intra-utérine et se développe très-probablement sous l'influence des mêmes causes que la cataracte pyramidale acquise après la naissance, chez le nouveau-né, chez l'enfant et chez l'adulte. Ce qui milite en faveur de cette opinion, c'est que la ca-

---

[1] Les *cataractes congéniales embryonnaires* paraissent consister spécialement en une opacité *centrale* nettement limitée du cristallin, et sont ordinairement compliquées de coloboma iridis.

[2] SICHEL (*Iconogr. ophthalm.*) donne la description suivante de la cataracte capsulaire congéniale pseudo-membraneuse. «Elle se montre sous l'aspect d'une tache de la cristalloïde antérieure, de couleur grisâtre ou gris blanchâtre, quelquefois un peu jaunâtre ou crayeuse, plus ou moins centrale, nettement circonscrite, tantôt plate, surtout au début, tantôt élevée au-dessus de la face antérieure de la membrane, et pouvant même intéresser le cristallin.» Ces caractères ne sont pas distinctifs de la cataracte contractée après la naissance.

taracte pyramidale congéniale est souvent accompagnée d'un développement vicieux et incomplet de l'œil. Le globe oculaire est fréquemment atrophié (microphthalmie), et lorsque l'affection siége des deux côtés, il existe presque toujours une oscillation continue de l'œil (nystagmos). Quelquefois on observe une adhérence, une irrégularité de l'iris. Ces complications et d'autres encore que nous retrouverons plus loin, se manifestent aussi dans des cas où l'affection date des premiers temps de la naissance, dans les conditions que je vais chercher à déterminer.

La *cataracte pyramidale acquise* après la naissance n'est qu'une forme de cataracte capsulaire ou de cataracte capsulo-lenticulaire. Elle dérive le plus souvent d'un épanchement fibrineux entre la capsule et la cornée déposé dans le cours d'une ophthalmie ou consécutivement à l'écoulement de l'humeur aqueuse à travers une ulcération de la cornée. BEER, DESMARRES, SICHEL, etc., lui ont reconnu une origine inflammatoire; le professeur STOEBER, qui professe la même opinion, a de plus observé un malade chez lequel est survenue une double cataracte pyramidale à la suite d'une éruption varioleuse et d'une ophthalmie. Voici comment l'affection procède ordinairement.

Lorsque, dans le cours d'une kératite ulcéreuse, une ulcération siége vers le centre de la cornée et en perfore les lames profondes, l'humeur aqueuse contenue dans la chambre antérieure de l'œil s'écoule et se vide au dehors par la fistule cornéenne. La cornée transparente s'affaisse en même temps que le cristallin avec sa capsule, repoussés en avant, viennent s'appliquer à travers l'ouverture de la pupille contre l'orifice de la fistule. La fibrine du plasma exsudé des capillaires se concrète alors sur la face antérieure de la capsule sous forme d'une couche plus ou moins épaisse et opaque. Par l'intermédiaire de cette couche fibrineuse, la capsule contracte des adhérences avec la cornée et obstrue de cette manière la fistule cornéenne. Pendant que cette dernière est ainsi obstruée et fermée, l'humeur aqueuse est de nouveau sécrétée et elle vient remplir et distendre peu à peu la cavité de la chambre antérieure de l'œil.

Dans ces circonstances, la capsule est refoulée par l'humeur aqueuse et tend à se séparer de la cornée. Si les adhérences ne sont pas encore très-intimes, cette séparation se fait très-aisément; mais, dans le cas contraire, la capsule et le dépôt fibrineux s'allongent en forme de pointe conoïde, qui peut persister indéfiniment ou qui se rompt après un certain temps, après s'être effilée ou étirée. Si, dans cet intervalle, l'ulcère cornéen se cicatrise, et si la cornée redevient transparente, on aperçoit dans le champ de la pupille une simple tache plus ou moins étendue (cataracte capsulaire), ou une tache saillante (cataracte capsulaire pyramidale) qui proémine dans la chambre antérieure sous forme d'une pointe effilée, arrondie, ou irrégulière à son sommet.

La fistule cornéenne peut se rouvrir à divers intervalles et être alors obstruée chaque fois par la saillie de la fibrine déjà déposée. Cette saillie s'accroît alors par un dépôt de couches successives d'exsudat. C'est là ce qui explique la forme souvent irrégulière, stratifiée et mamelonnée de la saillie.

Il peut aussi arriver que l'irritation et l'ulcération se propagent vers la capsule, et, dans ce cas, il n'est pas impossible que la capsule s'épaississe et s'opacifie, ou bien que les couches externes et molles du cristallin fassent hernie à travers l'ulcération et s'opacifient en contractant des adhérences intimes avec la membrane capsulaire[1].

Telles sont les conditions qui me paraissent devoir présider à la pathogénie de la cataracte capsulaire, plus ou moins saillante, proéminente ou pyramidale; car l'inflammation et l'obscurcissement de la cornée pendant son développement ne permettent pas de suivre exactement la marche de la maladie; on ne peut en donner qu'une description rétrospective par l'analyse et par la comparaison des faits épars dans les auteurs[2].

---

[1] SICHEL « n'a pas vu d'exemple où une cataracte pyramidale (cataracte capsulaire pseudo-membraneuse) eut positivement succédé à l'ophthalmie des nouveau-nés, et ne l'a jamais rencontrée compliquée de perforation et de cicatrice centrale de la cornée, bien qu'il ne soit pas impossible qu'elle reconnaisse exceptionnellement cette cause », tandis qu'il regarde la cataracte capsulaire centrale comme étant consécutive à une ulcération cornéenne (*Gaz. des hôp.*, 1833, n° 24). Il est difficile de voir en quoi consistent ces distinctions.

[2] SICHEL a décrit d'une manière tout à fait spéciale la cataracte pyramidale de BÆR, qu'il désigne sous les noms de cataracte végétante ou de cataracte proéminente véritablement capsulaire. « Dans cette sous-espèce de cataracte capsulaire, l'opacité a pour siége la capsule et non de la matière plastique déposée à sa surface. L'élévation opaque est constituée par cette membrane elle-même, altérée dans sa transparence, proéminente dans une portion de sa superficie, le plus souvent au centre, froncée, ridée autour de l'opacité, et quelquefois recouverte au dehors de produits d'exsudation. La partie de la cristalloïde qui, à sa surface antérieure, proémine, est déprimée, creusée en godet; à sa face postérieure, où elle présente des sillons, des dépressions correspondant aux rides saillantes et aux élévations qu'on remarque en avant. Ces creux sont plus ou moins remplis par un dépôt de matière opaque, tantôt exsudative, fibro-albumineuse, tantôt, selon les recherches micrographiques les plus

La cataracte pyramidale est loin d'être toujours une affection simple; elle est ordinairement compliquée d'autres affections qui, ainsi que je vais essayer de le faire ressortir, s'enchaînent et s'expliquent naturellement par l'hypothèse d'une kératite ulcéreuse, suivie de l'écoulement de l'humeur aqueuse.

Les ophthalmies qui donnent naissance à la cataracte pyramidale laissent après elles des traces de leur existence dans différentes parties de l'œil.

La cornée, d'une convexité normale, peut être plus ou moins trouble (*albugo, néphélium, macula*) ou être redevenue complétement transparente, ou présenter, dans des cas rares, les traces d'une facette cornéenne (vestiges

---

récentes, graisseuse, matière qui, lorsque l'opacité capsulaire a atteint son plus haut degré, pénètre le tissu même de la membrane (SICHEL, *Iconogr. ophthal.*). »

SICHEL suppose que l'inflammation débute dans ces cas à la face postérieure de la capsule, à moins d'exceptions rares. Il sera difficile, à tout autre ophthalmologiste, d'apprécier de pareilles subtilités et de marcher sur ses traces. Au reste, SICHEL se fonde principalement, pour établir une cataracte capsulaire interstitielle, sur une observation de cataracte supposée développée d'arrière en avant, opérée par extraction, et dont l'examen a été fait à l'état de putréfaction commençante. Cet examen, très-incomplet, ne prouve absolument rien à nos yeux.

MALGAIGNE (*Gaz. des hôp.*, 1848, n° 140), en niant formellement toute opacification capsulaire interstitielle, a été entraîné au delà de la vérité. Il existe des opacités de la membrane capsulaire, mais pour cela elles ne sont pas nécessairement végétantes ou proéminentes, et ne déterminent pas la formation de rides autour d'elles. Elles accompagnent les dépôts plastiques qui recouvrent la surface antérieure ou les deux surfaces de la membrane capsulaire qui adhère plus ou moins intimement avec ces dépôts, de même que les taches laiteuses ou les exsudats fibrineux déposés sur la paroi pariétale ou sur la paroi viscérale d'une cavité séreuse, adhèrent plus ou moins fortement avec ces parois et finissent par ne plus pouvoir en être détachées. Les opacités capsulaires, ainsi que ces exsudats fibrineux, présentent une organisation fibroïde, graisseuse, ou crétacée.

de la fistule). Chez d'autres malades, la cornée subit un ramollissement pendant la durée de l'ophthalmie, se laisse distendre par l'humeur aqueuse, devient plus convexe et forme ensuite une saillie permanente plus ou moins trouble (*staphyloma opacum*) ou transparente (*staphyloma conicum pellucidum, hyperkératosis*) ou à surface inégale (*staphyloma racemosum*), suivant l'étendue, le degré ou le nombre des ulcérations cornéennes.

Les taies ou taches consécutives à l'inflammation et à l'irritation de la cornée peuvent complétement disparaître au bout d'un certain temps lorsqu'elles sont peu prononcées. L'exagération de la saillie de la cornée (*staphylome*) ne tend pas à diminuer sensiblement.

L'iris peut rester complétement libre et sans altération, mais le plus souvent il contracte des adhérences avec la capsule (*synechia posterior*), rarement avec la cornée (*synechia anterior*). Ces adhérences de l'iris sont accompagnées d'une déformation de la pupille (*dyscoria, corectopia, coloboma iridis*) et d'un défaut de mobilité complète ou partielle de l'iris, suivant que les adhérences sont plus ou moins étendues.

La synéchie postérieure de l'iris ne prouve rien en faveur de l'hypothèse de la production de la cataracte capsulaire centrale pendant l'écoulement de l'humeur aqueuse, puisqu'on la voit survenir dans les ophthalmies intenses accompagnées d'iritis. Mais la synéchie antérieure de l'iris, qui complique quelques exemples de cataracte capsulaire non proéminente, ne peut se produire qu'à la suite de l'évacuation de l'humeur aqueuse de l'œil; car l'iris se trouve toujours naturellement écarté de la cornée, avec laquelle il n'est jamais en contact, tandis qu'il est appliqué à l'état normal sur la surface antérieure de la capsule. Le voisinage de l'adhérence iridienne qui, dans quelques cas, a été observée sur le bord de la pupille, vers le centre de la cornée, est entouré d'un petit liséré blanchâtre : l'iris a évidemment, dans ces circonstances, obstrué l'ouverture de la fistule pendant la période de photophobie et de resserrement de la pupille. Dans un cas représenté par v. Ammon, où il existait une synéchie totale antérieure de l'iris, survenue à la suite d'un abcès de la cornée (*onyx*) et d'un écoulement de l'humeur aqueuse, la perte de substance a été comblée par un dépôt plastique et par une cicatrice d'une couleur très-blanche (*albugo* ou *leucoma*) : le cristallin et sa capsule faisaient probablement corps avec l'exsudat.

Les mêmes particularités se retrouvent dans l'observation à l'occasion de laquelle Démours (*Tr. des mal. des yeux*) pratiqua sa première opération de pupille artificielle[1].

Lorsqu'il existe une synéchie de l'iris, l'*ouverture de*

---

[1] Lorsque les ulcérations et les fistules consécutives de la cornée sont latérales, l'iris vient s'appliquer sur l'ouverture de la fistule pendant ou après l'écoulement de l'humeur aqueuse, et il vient faire hernie à travers la fistule de la cornée (*keratocèle*, *prolapsus* ou procidence de l'iris) lorsque l'ouverture fistulaire est large, ou bien, l'iris contracte seulement des adhérences avec la cornée (*synechia anterior*) par l'intermédiaire d'un plasma fibrineux épanché entre l'iris et la membrane de Descemet lorsque l'ouverture de la fistule est très-petite. De même que dans le cas de cataracte pyramidale la pointe de la saillie opaque peut se séparer de la face postérieure de la fistule centrale de la cornée pendant la reproduction de l'humeur aqueuse, de même l'iris peut ne contracter qu'une adhérence momentanée avec la cornée, lorsque, suivant Ruete, l'ouverture de la fistule cornéenne est très-petite et le prolapsus de l'iris peu marqué, sans qu'il persiste une synéchie et même un trouble de la cornée, ainsi que Artl et v. Hasner l'ont observé.

la pupille est tantôt dilatée, tantôt rétrécie, suivant que les adhérences se sont formées pendant la dilatation ou pendant le resserrement de la pupille : cette dernière est resserrée lorsque les adhérences se sont produites pendant que l'œil était très-sensible à la lumière et qu'il existait de la photophobie. La pupille est au contraire élargie lorsque les adhérences se sont produites, soit pendant que le fond de l'œil ne provoquait aucune réaction, soit parce que les rayons lumineux ne pouvaient traverser l'opacité des parties antérieures de l'œil, soit enfin parce que la pupille avait été maintenue artificiellement dilatée par l'usage de l'atropine[1].

Le *dépôt opaque* qui caractérise la cataracte capsulaire pyramidale, offre un grand nombre de degrés et de formes. Il consiste tantôt en une simple tache formant un léger relief sur la paroi antérieure de la capsule, tantôt il est formé par une saillie très-prononcée, plus ou moins large à sa base, qui proémine dans l'ouverture de la pupille sous forme d'un cône, d'un cône tronqué, d'une élevure cylindroïde terminée par une extrémité arrondie

---

[1] Un grand nombre de cas de cataracte capsulaire simple et de cataracte capsulaire pyramidale, figurés ou décrits dans les auteurs, sont compliqués de corectopie, de dyscorie et de coloboma de l'iris : ces diverses manifestations morbides, à l'exception de celles qui évidemment résultent d'un arrêt de développement, me paraissent devoir être rapportées à une inflammation concomitante de l'iris ou à une synéchie postérieure au moment de l'ophthalmie. La plupart des exemples de coloboma de l'iris et de corectopie figurés par v. AMMON (*Clin. Darst.*, III, pl. X et XI), accompagnent des cataractes capsulaires centrales, lesquelles ne sont que des variétés, des degrés inférieurs, le plus souvent, de la cataracte pyramidale, compliquée d'adhérence de l'iris avec déformation latérale de cette membrane.

ou renflée en battant de cloche, ainsi que l'a observé le professeur STOEBER. L'opacité est limitée nettement à la base de la saillie, ou bien elle s'étend en s'élargissant vers le bord de l'iris ; quelquefois elle adhère au bord de l'iris et obstrue complétement le champ de la pupille (*synicesis pupillæ*), recouvre l'iris (*iridoncosis*), ou envahit une certaine étendue de la capsule (cataracte capsulaire antérieure.

L'opacité capsulaire présente une teinte uniforme ou inégale ; mais elle ne s'éclaircit pas d'une manière graduelle du centre vers les bords, comme les opacités du cristallin ; elle ne présente pas non plus, comme ces dernières, des stries convergentes vers le centre du cristallin.

La dilatation artificielle de la pupille par la solution d'atropine permet d'apprécier plus exactement les diverses formes isolées ou combinées de la cataracte lorsque l'iris n'est pas complétement adhérent.

Celle opacité diminue d'abord assez notablement, quelquefois au point de ne plus consister qu'en un point blanc situé au devant de la capsule, vers le centre de la pupille ; rarement vers l'un des côtés de la pupille ; de telle sorte qu'il existe un espace circulaire libre dans le champ de la pupille, au pourtour du dépôt opaque, lequel n'apporte pas un obstacle absolu à la vision, qui n'est que plus ou moins gênée : les objets paraissent *voilés* à distance éloignée et *éclipsés* à distance suffisamment rapprochée. Lorsque l'opacité est étendue et s'étend jusque sous les bords de l'iris, la vision peut être complétement abolie, très-vague ou très-incomplète même à la suite d'une dilatation artificielle de la pupille.

Le reliquat de l'exsudat qui a persisté pendant quelques années, est plus ou moins coriace et difficile à entamer

par l'aiguille; il ne tend plus à s'atrophier ou à se ré-
sorber [1].

La *couleur de l'opacité* varie : elle est blanche, blanc
bleuâtre, blanc jaunâtre, jaune sale.

La couleur jaunâtre de l'exsudat ou d'une partie de
l'exsudat provient habituellement d'un épanchement sanguin, qui subit peu à peu les transformations des coagu-
lums sanguins, des *corpora lutea*; quelquefois elle est
produite par des granulations pigmentaires développées
dans l'exsudat.

La *surface de la saillie* est tantôt très unie, arrondie;
d'autres fois elle est irrégulière, mamelonnée, stratifiée,
striée, marbrée, réticulée, etc. SICHEL a vu des petits

---

[1] Dans une opération de cataracte capsulaire par scléroticonyxis,
v. AMMON a vu une partie de la capsule opacifiéè s'échapper
dans la chambre antérieure et y séjourner pendant treize ans
sans subir une diminution appréciable (*Klin. Darst.*, III, pl. III,
fig. 1).

SICHEL prétend que la cataracte pyramidale se développe
quelquefois de très-bonne heure et augmente lentement. Le développement de la cataracte dépend non de l'augmentation de
l'opacité capsulaire, mais de la formation d'une cataracte lenticulaire. Lorsque le cristallin est opacifié partiellement, comme
cela arrive dans la plupart des cas de cataracte pyramidale, la
vision diminue progressivement, mais d'une manière lente, par
suite de l'envahissement successif du cristallin par la cataracte.
On voit alors un nuage s'étendre peu à peu des bords de l'opacité capsulaire, et gagner en largeur et en profondeur jusqu'à ce
que tout le cristallin soit devenu opaque. Quelquefois aussi la
cataracte capsulaire se complique de cataracte centrale du cristallin. Le cristallin s'opacifie rarement par des points disséminés.

Ces observations sont importantes pour la pratique, parce que
les cataractes lenticulaires qui débutent par la périphérie du
cristallin (cataracte morgagnienne) sont ordinairement molles
(*Phacomolacia*), tandis que les cataractes centrales du cristallin
sont le plus souvent dures (*Phacoscleroma*) et se prêtent à des
méthodes opératoires différentes.

lambeaux flottants d'exsudats surmonter l'opacité capsulaire (*Icon. ophthalm.*).

L'inflammation et l'irritation peuvent se propager au cristallin, qui devient alors lui-même opaque, soit seulement dans ses couches antérieures, soit dans toute son épaisseur.

La *cataracte lenticulaire* est parfois consécutive, ainsi que je l'ai fait remarquer un peu plus haut.

Lorsque la maladie existe dans les yeux, et que les sensations lumineuses sont obtuses par suite d'une cécité incomplète, les globes oculaires sont souvent atteints d'un oscillation plus ou moins continue et involontaire (*nystagmos*) [1].

Dans certaines circonstances où la cataracte date de la vie intra-utérine ou des premiers temps de la naissance, et où le cristallin s'est opacifié de bonne heure dans toute son épaisseur, le volume de l'œil diminue (*microphthalmie*) par suite de l'atrophie ou de l'absorption du cristallin et d'autres parties de l'œil. La capsule subit alors un ratatinement, un plissement irrégulier qui constituent une forme de cataracte dite aride siliqueuse, une des cinquante ou soixante espèces du genre.

---

[1] Cette oscillation ne survient que dans les cas où la cécité est congéniale ou date de la première enfance. Le mouvement est circulaire, elliptique ou transversal. Il semble que l'œil cherche à braquer d'une manière incessante les parties encore sensibles à l'action de la lumière vers les points lumineux. Ce mouvement finit par devenir complétement spasmodique, habituel en quelque sorte : il persiste alors, même après que le cristallin est devenu complétement opaque. Lorsqu'une opération a débarassé la pupille de l'opacité qui l'obstruait et qui avait provoqué le nystagmos, le spasme musculaire disparaît rarement et ne diminue qu'au bout d'un temps très-long.

Les cataractes capsulaires acquises peu de temps après la naissance ne peuvent, dans la plupart des cas, pas être distinguées de celles qui se développent, dans le cours d'une ophthalmie, pendant la vie intra-utérine. Les mêmes accidents peuvent compliquer les unes et les autres.

On ne peut se refuser à admettre des *ophthalmies chez le fœtus*, car on en retrouve chez le nouveau-né des vestiges certains : tels sont le rétrécissement de la fente palpébrale (*blepharophimosis*), la saillie exagérée de la cornée, les opacités partielles ou générales de la cornée, diverses affections de l'iris, des cataractes capsulaires de toutes les formes, etc., que l'on ne peut pas rattacher à des arrêts de développement [1].

De cet aperçu il résulte que la cataracte pyramidale n'est qu'une forme de cataracte centrale, qui peut être exclusivement capsulaire, et qui provient du dépôt d'une couche plus ou moins épaisse de fibrine diversement colorée à la surface antérieure de la capsule.

Le plus souvent, l'opacité comprend les lames antérieures et quelquefois toute l'épaisseur du cristallin.

L'affection est souvent compliquée de synéchie postérieure, rarement de synéchie antérieure de l'iris.

L'opacité est consécutive à une ophthalmie purulente ou à une kératite ulcéreuse.

La cataracte pyramidale par arrêt de développement, possible en théorie, ne paraît pas avoir été observée dans des conditions suffisamment démonstratives.

---

[1] LUSARDI et d'autres ophthalmologistes ont pensé jadis que les cataractes congénitales étaient uniquement lenticulaires, mais SAUNDERS a fait connaître des cas où la surface de la capsule était opaque dès le principe, et depuis, on a souvent fait les mêmes constatations.

La forme plus ou moins saillante de l'opacité ne justifie pas suffisamment la création d'une espèce particulière de cataracte[1].

Les *indications thérapeutiques* et opératoires varient suivant les cas.

Toute opération est contre-indiquée lorsque l'affection ne siége que d'un seul côté. L'opération de la pupille artificielle (*coremorphosis*) devra être préférée dans les cas d'opacité centrale de la cornée et centrale de la capsule seulement.

Lorsque la cornée est redevenue transparente et que le cristallin est opaque, on devra recourir à l'opération de la cataracte[2].

---

[1] Les divisions pratiques de la cataracte capsulaire qui ont une importance ou une utilité relativement au pronostic et à la marche de l'affection, ou aux indications opératoires, sont les suivantes :

1° La cataracte capsulaire centrale, présentant une ou plusieurs taches petites, n'occupant pas toute la surface du champ de la pupille.

2° La cataracte capsulaire occupant tout le champ de la pupille.

3° La cataracte capsulo-lenticulaire.

4° La cataracte capsulaire avec complications.

5° La cataracte capsulo-lenticulaire avec complications.

Aucun intérêt pratique ne s'attache à la cataracte capsulaire véritablement capsulaire de SICHEL. On ne pourra jamais la déterminer d'une manière certaine sur le vivant. Dans la plupart des cas de cataracte capsulaire le dépôt opaque fait corps ou adhère fortement à la capsule, qui elle-même peut être opacifiée, mais jusqu'ici on n'a pas observé d'opacité capsulaire interstitielle indépendante d'un dépôt plastique antérieur ou postérieur. L'opacité capsulaire pure et simple n'est pas impossible, mais elle doit être très-rare.

[2] L'opération de cataracte par abaissement devra être pratiquée dans les cas de cataracte dure (*Phaeoscleroma*) et dans les cas où les manœuvres opératoires par extraction seraient gênées, soit par la situation trop profonde des yeux ou par une conformation désavantageuse des paupières; lorsque la chambre anté-

Dans les cas d'opacité du cristallin et d'opacité centrale de la cornée, on pratiquera l'opération de la cataracte et l'opération de pupille artificielle.

S'il*survient une cataracte capsulaire secondaire après une opération de cataracte par abaissement ou par extraction, il ne faudra tenter une nouvelle opération de broiement ou d'abaissement qu'après avoir attendu un temps suffisant pour que l'on puisse supposer que l'opacité est devenue complète et ne fait plus de progrès. On attribue généralement l'opacissement progressif à quelque lambeau de capsule qui se serait soustrait à une première opération et qui serait devenu le siége d'une inflammation chronique; mais je pense que, hormis les cas où il est survenu un épanchement sanguin, l'opacification dépend plutôt de particules morgagniennes du cristallin qui s'opacifient après la déchirure de la capsule, ainsi que cela s'observe, du reste, à la suite de la blessure accidentelle de la capsule dans les cataractes traumatiques.

Des indications particulières ou des contre-indications opératoires sont réclamées par les complications. Il n'entre pas dans notre sujet d'en aborder le détail.

Je termine cet exposé par la relation d'une observation

---

rieure est très-étroite ou lorsque l'iris est adhérent (synéchie antérieure ou postérieure); dans les cas où les malades sont indociles, quand l'œil ne peut être fixé convenablement, et chez les petits enfants en général. L'abaissement par scléroticonyxis devra toujours être préféré. Si l'on a commis une erreur de diagnostic relativement à la consistance du cristallin; si la cataracte est molle (*Phacomolacia*), et elle l'est presque toujours chez les enfants, d'après RUETE, il faudra recourir au broiement ou à la division du cristallin et de la capsule.

L'opération de cataracte par extraction (*kératotomie*) est rarement indiquée dans les cas de cataracte capsulo-lenticulaire. L'extraction linéaire est quelquefois avantageuse.

de cataracte pyramidale que j'ai recueillie sur le cadavre d'une femme, âgée de cinquante-six ans, qui avait été atteinte d'ophthalmie dans son enfance.

La cataracte dont est atteint l'œil gauche date de l'oph-thalmie contractée dans l'enfance. La vision s'est progressivement abolie du côté gauche, pendant que l'œil droit est resté parfaitement sain.

L'œil gauche, atteint de cataracte pyramidale, a conservé son volume normal; la cornée est nettement transparente et n'offre qu'une petite facette centrale ombiliquée qui correspond exactement à l'extrémité de la saillie pyramidale. L'iris, dont la couleur est normale, offre des adhérences partielles avec la face antérieure de la capsule (synéchie postérieure). A travers la pupille, qui est irrégulière, proémine, dans la chambre antérieure de l'œil, une saillie conoïde, mamelonnée, blanchâtre, terminée par une pointe arrondie. Cette saillie est formée d'une substance amorphe, granulée, fibroïde, lamelleuse, coriace, renfermant de nombreuses granulations graisseuses et des cristaux de cholestérine dans son épaisseur. Le dépôt s'étend jusque sur les bords de l'iris, et repose par une large base sur la face antérieure de la capsule. La base du dépôt augmente en épaisseur de la circonférence vers le centre; elle n'est nullement excavée en entonnoir; elle se moule sur la face antérieure de la capsule, dont la convexité normale est conservée, et qui peut en être séparée par une dissection délicate, mais cependant avec une certaine difficulté. A la face interne de la capsule adhèrent aussi des molécules opaques, qui peuvent être isolées assez facilement par un grattage convenable. Des lambeaux de la capsule ainsi préparée ont été soumis à l'examen microscopique, qui m'a permis de reconnaître encore parfaitement l'épithélium pavimenteux qui tapisse sa face externe. Les paviments épithéliaux avaient 2 à 5 millièmes de millimètre de diamètre, et étaient munis d'un noyau de 4 à 8 millièmes de millimètre. Des granulations graisseuses interstitielles troublaient la transparence de la membrane, ce qu'on apercevait, au reste, à l'œil nu. Au-dessous de l'iris, là où il n'existe pas de synéchie, la capsule est transparente.

Le cristallin, vu par sa face postérieure, est complétement opaque et uniformément blanchâtre. A la périphérie, la cataracte est liquide, laiteuse (cataracte cystique) : une humeur blanchâtre s'est échappée par la piqûre de la capsule. Ce liquide, ainsi que la partie centrale du cristallin, qui est de plus en plus consistante, contient des amas de cristaux de cholestérine, des globules graisseux et un magma amorphe, granulé, s'éclaircissant en majeure partie par l'addition de l'acide acétique.

EXPLICATION DES FIGURES.

1. Coupe antéro-postérieure de l'œil.
2. Disparition de la cavité de l'humeur aqueuse à la suite d'une ulcère de la cornée.
3. Reproduction de l'humeur aqueuse. Dépôt plastique occupant le vide laissé dans la figure précédente. Vestiges de l'ulcératien cornéenne.
4. Chambre de l'humeur aqueuse entièrement reconstituée et distendue. Opacité saillante, conoïde, adhérente à la surface antérieure de la capsule du cristallin.
5. 6. 7. 8. Variétés de forme de l'opacité. Cataracte lenticulaire à différents degrés. Capsule plus ou moins altérée dans sa forme et dans sa transparence. Adhérence de l'iris et de la capsule.
9. Leucôme. Disparition complète de la chambre de l'humeur aqueuse. Cataracte lenticulaire.
10. Staphylôme (*St. conicum pellucidum*) de la cornée et cataracte pyramidale.

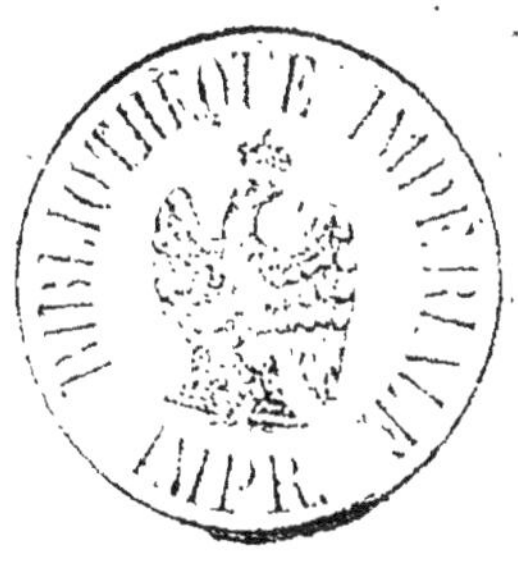